Jamie Wild

Le Brandy et le Sel – L'Ultime Médicament ?

Vieille Thérapie de William Lee de 1850 Redécouverte

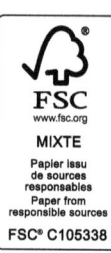

© 2017, Jamie Wild

Tous droits réservés

Edition : BoD - Books on Demand

12/14 rond-point des Champs Elysées

75008 Paris

Imprimé par BoD – Books on Demand, Norderstedt

ISBN : 978-2-3220-4319-4

Dépôt légal : 06/2017

Introduction

En achetant ce livre, vous accepter entièrement cette clause de non-responsabilité.

Aucun conseil

Le livre contient des informations. Les informations ne sont pas des conseils et ne devraient pas être traités comme tels.

Si vous pensez que vous souffrez de n'importe quel problème médicaux vous devriez demander un avis médical. Vous ne devriez jamais tarder à demander un avis médical, ne pas tenir compte d'avis médicaux, ou arrêter un traitement médical à cause des informations de ce livre.

Pas de représentations ou de garanties

Dans la mesure maximale permise par la loi applicable et sous réserve de l'article ci-dessous, nous avons enlevé toutes représentations, entreprises et garanties en relation avec ce livre.

Sans préjudice de la généralité du paragraphe précédent, nous ne nous engageons pas et nous ne garantissons pas :

• Que l'information du livre est correcte, précise, complète ou non-trompeuse ;

• Que l'utilisation des conseils du livre mènera à un résultat quelconque.

Limitations et exclusions de responsabilité

Les limitations et exclusions de responsabilité exposés dans cette section et autre part dans cette clause de non-responsabilité : sont soumis à l'article 6 ci-dessous ; et de gouverner tous les passifs découlant de cette clause ou en relation avec le livre, notamment des responsabilités découlant du contrat, en responsabilités civiles (y compris la négligence) et en cas de violation d'une obligation légale.

Nous ne serons pas responsables envers vous de toute perte découlant d'un événement ou d'événements hors de notre contrôle raisonnable.

Nous ne serons pas responsable envers vous de toutes pertes d'argent, y compris, sans limitation de perte ou de dommages de profits, de revenus, d'utilisation, de production, d'économies prévues, d'affaires, de contrats, d'opportunités commerciales ou de bonne volonté.

Nous ne serons responsables d'aucune perte ou de corruption de données, de base de données ou de logiciel.

Nous ne serons responsables d'aucune perte spéciale, indirecte ou conséquente ou de dommages.

Exceptions

Rien dans cette clause de non-responsabilité doit : limiter ou exclure notre responsabilité pour la mort ou des blessures résultant de la négligence ; limiter ou exclure notre responsabilité pour fraude ou représentations frauduleuses ; limiter l'un de nos passifs d'une façon qui ne soit pas autorisée par la loi applicable ; ou d'exclure l'un de nos passifs, qui ne peuvent être exclus en vertu du droit applicable.

Dissociabilité

Si une section de cette cause de non-responsabilité est déclarée comme étant illégal ou inacceptable par un tribunal ou autre autorité compétente, les autres sections de cette clause demeureront en vigueur.

Si tout contenu illégal et / ou inapplicable serait licite ou exécutoire si une partie d'entre elles seraient supprimées, cette partie sera réputée à être supprimée et le reste de la section restera en vigueur.

| INTRODUCTION | 9 |

CHAPITRE 1 : C'EST QUOI LE BRANDY ... 11
- Comment prendre le brandy ? ... 15
- Est-ce que le Brandy est du whisky ? ... 16

CHAPITRE 2 : AVANTAGES MÉDICAUX POUR LA SANTE DE BRANDY ... 18

CHAPITRE 3 : LE BRANDY FRANÇAIS ... 25
- Le Brandy produit en masse ... 31
- La distillation du brandy. ... 33

CHAPITRE 4 : L'HISTOIRE DU SEL ... 35
- L'inhalation de sel ... 41
- Boire de l'eau salée ... 42

CHAPITRE 5 : LES AVANTAGES MÉDICAUX DU SEL ... 43

CHAPITRE 6 : LE BRANDY ET LE SEL (LE REMEDE PARFAIT) ... 48
- RÈGLES GÉNÉRALES A RESPECTER DANS L'UTILISATION DU REMÈDE. ... 49

CHAPITRE 7 : MALADIES ET MODE DE TRAITEMENT. ... 53

CONCLUSION ... 90

INTRODUCTION

L'enquête a souvent été faite auprès de moi si le gin, le rhum, ou les esprits de vin, ne feront pas aussi bien que du brandy, ou si le brandy britannique n'est pas aussi bon que le brandy français. En ce qui concerne les trois premiers, le gin, le rhum, ou les esprits de vin, je recommande à tous de faire l'expérience, pour eux-mêmes ; pour moi-même, j'ai toujours été content avec le brandy français. Mais quant à savoir si le brandy britannique est aussi bon que le brandy français.

Il y a eu un événement qui a eu lieu dans une ville voisine dans ce comté : Deux messieurs, à partir de la lecture de l'une de mes lettres dans l'Intelligencer, ont décidé de faire usage du remède, pour la même affection ; je crois, le rhumatisme.

Ils l'ont mélangé et utilisé conformément à la prescription. Après quelques jours, ils ont comparé leurs notes, lorsqu'il a été constaté que l'un d'eux était presque guéri, tandis que l'autre n'était pas du tout mieux.

Ils ont ensuite parlé de la manière qu'ils l'avaient mélangé et utilisé, du type de brandy, quand il a découvert que celui qui a été guéri a utilisé le brandy français, et l'autre le brandy britannique.

CHAPITRE 1 : C' EST QUOI LE BRANDY

Le brandy est une boisson alcoolisée qui a été là dans une certaine forme ou une autre depuis des siècles. Le nom brandy vient en fait d'un mot néerlandais "brandewijn" et se fait par une distillation de plus du vin pour augmenter la teneur en alcool. La distillation du vin se déroulait depuis les temps classiques, mais cela n'était pas bien compris ou propagé jusqu'au 15e siècle. Cette forme de l'alcool est généralement entre 30-60 % d'alcool par volume, ce qui peut donner un coup fort si bu en excès. Cependant, le brandy est généralement apprécié comme un verre après le dîner, pas comme quelque chose qu'on boit tous les soirs, comme vous pouvez le faire avec du vin ou de la bière à une fête.

Le brandy est dérivé du vin, mais il est vieilli en fût de chêne, ce qui augmente sa teneur en alcool et donne aussi sa couleur unique. Le brandy bénéficie des mêmes avantages pour la santé que le vin, bien que la plupart des gens ne sont pas conscients de ces avantages. Beaucoup de gens pensent de boissons alcoolisées comme des vices inhérents, quelque chose qui est très agréable, mais peut aussi vous punir avec la gueule de bois, des poches vides, des foies malades, et la toxicomanie. Comme il peut être dit de quoi que ce soit à partir de sucre au vin rouge – toute chose dans la modération ! Brandy

Les raisins sont les fruits de norme de facto pour le brandy, mais de nombreux types de fruits dont les pommes, pêches, prunes, poires, ou cerises peuvent être utilisées. Si le fruit est autre chose que le raisin, il doit être marqué sur l'étiquette.

Le brandy est souvent vieilli en fût de chêne qui aident à adoucir la saveur et ajoute des arômes et des saveurs du bois même. Le brandy qui est âgé de moins de deux ans est appelé immature ou brandy non vieilli et une déclaration d'âge est requise sur l'étiquette. Le brandy qui est âgé de plus de deux ans est considéré comme 'mature' et peut ou non contenir une déclaration de l'âge sur l'étiquette.

Certains brandies, sont âgés à l'aide du système solera, où le producteur change le fût chaque année. Après une période de vieillissement, qui dépend du style, de la classe et les exigences légales, le brandy mature est mélangé avec de l'eau distillée pour réduire la concentration d'alcool et embouteillé. Le brandy final est généralement réduit à 70 – 120 %.

De nombreux pays ont leur propre version de brandy qui vient d'un emplacement géographique spécifique comme le Cognac qui provient de la région de Cognac ou d'Armagnac qui vient de la région d'Armagnac de la France en Gascogne, au sud-ouest de la France.

Le brandy est sensiblement le même, et bien qu'il soit dans la catégorie de "l'alcool fort", il est produit d'une manière unique, est composé de substances intéressantes, et donc offre différents avantages et effets, par rapport à d'autres types d'alcool. Comme beaucoup de gens pensent que l'alcool nuit seulement à la santé, il est important de faire votre diligence raisonnable et voir comment il y a rien de mal à boire un verre ou deux de temps en temps, surtout s'il est aussi bénéfique que le brandy ! Examinons de plus près certains des avantages importants pour la santé du brandy.

Comment prendre le brandy ?

Le brandy est un spiritueux alcoolisé fort qui est fabriqué à partir de jus de fruit ou de vin fermentés. Bien qu'il ne soit pas aussi populaire qu'il était autrefois, le brandy reste un choix populaire pour ceux qui recherchent des alcools de haute qualité. Certains autres noms communs pour le brandy sont brandy de pommes et cognac. Le brandy vient dans beaucoup de variétés différentes, en fonction de différents fruits, et peut être acheté dans beaucoup de différentes gammes de prix. En général, il est considéré comme boisson après le souper.

Le Brandy peut se boire en n'importe quelle manière vous voulez, mais les façons populaires sont de le verser propre (sans glace) dans un petit verre, qui est tenu à la main, de sorte que le verre puisse être réchauffé. Cette opération permet de libérer plus de l'arôme du brandy, et le rend plus agréable à boire. Le brandy est quelque chose qui doit être bu à petite gorgée, à commencer par de petites gorgées et augmenter progressivement. Vous devriez également essayer d'inhaler l'arôme du brandy pendant que vous buvez. Les cocktails sont également une option, mais seulement avec le brandy moins cher.

Est-ce que le Brandy est du whisky ?

Le brandy n'est pas un type de whisky, mais beaucoup de gens font l'erreur de confondre le brandy pour le whisky, en raison de la brûlure semblable en le buvant. Le brandy est principalement fait de vin et de jus de fruits fermentés, tandis que pour être qualifié comme whisky, le spiritueux doit être fait d'un type de grain, comme le blé, le maïs ou l'orge maltée. Ils vont tous deux piquer votre poitrine sur le chemin vers le bas le bas, mais ils sont deux types très différents de l'alcool.

CHAPITRE 2 : AVANTAGES MÉDICAUX POUR LA SANTE DE BRANDY

Santé Cardiaque : Comme avec beaucoup de différents types d'alcool, le brandy peut avoir un effet sur le cœur. Quand consommer avec modération, la recherche a montré que le brandy contient un large éventail d'antioxydants bénéfiques, tout comme le vin dont il est dérivé. Cet antioxydant potentiel peut en fait réduire la quantité de cholestérol négatif dans le cœur, aidant à équilibrer le taux de cholestérol et de réduire l'accumulation de plaque.

La prévention de l'athérosclérose est une des meilleures façons d'éviter les effets potentiellement désastreux de crises cardiaques et d'accidents vasculaires cérébraux. En outre, les composés polyphénoliques dans le brandy réduisent considérablement l'inflammation dans le système cardiovasculaire, ce qui facilite la tension dans les vaisseaux sanguins et abaisse la pression artérielle.

Cependant, comme avec n'importe quel type d'alcool, boire une quantité excessive peut aussi être mauvaise pour le cœur, de sorte que la prudence doive toujours être prise lors de la surveillance de la consommation. Un seul verre après le dîner est recommandé comme une quantité sûre et bénéfique.

La capacité anti-âge : Les composés antioxydants trouvés dans le brandy, dont certains sont attribués à la présence de cuivre dans certaines des fûts de vieillissement, peuvent avoir un effet puissant sur le corps. Les antioxydants sont des composés organiques et des substances qui éliminent les radicaux libres dans notre corps ou neutralisent leurs effets.

Les radicaux libres sont les sous-produits dangereux du métabolisme cellulaire qui peuvent causer des cellules saines de notre corps à muter ou entrent apoptose (mort cellulaire). Les antioxydants peuvent aider à prévenir ce type de mort cellulaire dans la peau, les cheveux, les organes internes, et le cerveau, parmi beaucoup d'autres. Par conséquent, le brandy a montré sa capacité à prévenir certains types de symptômes de vieillissement, y compris les rides sur la peau, des problèmes cognitifs, une mauvaise vision, et d'autres conditions chroniques qui se produisent avec l'âge.

Le Traitement du Cancer : Bien qu'il existe certains cancers qui sont exacerbés par la consommation d'alcool excessive, le brandy a été relié au traitement ou à la prévention de certains cancers. L'une des composantes essentielles de brandy est l'acide ellagique, qui est un composé organique puissant qui peut empêcher le développement et la propagation des cellules cancéreuses. C'est sans doute vu dans le cancer de la vessie et de l'ovaire, mais ce domaine de recherche est un nouveau domaine passionnant qui peut augmenter l'importance du brandy comme un bon choix sain d'alcool pour les personnes. Ceci est accompli par l'activation d'un certain gène (par l'acide ellagique) qui inhibe la croissance et la métastase des cellules cancéreuses !

Les Problèmes de Sommeil : Quand il s'agit de l'alcool pour vous aider à dormir, la plupart des gens pensent de boire trop d'alcool et de dormir ; cependant, le brandy a également certaines qualités, apaisantes, de réchauffement et relaxantes, qui peuvent aider à induire un sommeil sain, réparateur. Accordée, la forte teneur en alcool aidera également le système en raison de ses qualités déprimantes naturelles, qui est l'une des raisons pour lesquelles le brandy est souvent proposé comme une boisson après le dîner, en préparation pour le sommeil.

Problèmes de Poids : Contrairement aux boissons alcoolisées lourdes en glucides, comme la bière, le brandy ne contient pas de glucides et ne vous remplir pas le ventre. Le Brandy peut également être apprécié comme apéritif, sans ruiner votre appétit, et ne contribuent pas à la décomposition de sucre simple des glucides qui peut facilement être stocké en tant que graisse, tels que ceux trouvés dans la bière.

Affections Respiratoires : Traditionnellement, le brandy a été utilisé comme un moyen efficace pour soulager les problèmes respiratoires, tels que la toux ou les maux de gorge. La forte teneur en alcool peut aider à éliminer les bactéries et desserrer la glaire et le mucus, agissant ainsi comme un type d'expectorant. Les propriétés anti-inflammatoires du brandy peuvent également aider à apaiser l'irritation qui provoque la toux et mal de gorge.

Système Immunitaire : Pour des centaines d'années, le brandy a été invoqué comme une solution classique pour le rhume ou la grippe. Les propriétés de réchauffement naturel de brandy, mélangées avec sa qualité de détente qui induit un sommeil sain et la nature antibactérienne de l'alcool, font de cette boisson alcoolisée délicieuse et populaire un stimulant populaire pour le système immunitaire. Il peut éliminer les pathogènes qui peuvent-être dans votre système et peut stimuler votre système immunitaire avec l'aide de ses antioxydants avec l'aide de ses antioxydants.

CHAPITRE 3 : LE BRANDY FRANÇAIS

Les brandies français sont fabriqués à partir du vin de St. Émilion, raisins Colombard (ou Folle Blanche). Cependant, tout ce qui peut fermenter peut-être distillé et transformé en un brandy. Raisins, pommes, mûres, canne à sucre, miel, lait, riz, blé, maïs, pommes de terre, et le seigle sont tous couramment fermentés et distillés. En période de pénurie, les gens désespérés vont remplacer quoi que ce soit pour avoir de l'accès à l'alcool.

Cependant, tout ce qui peut fermenter peut-être distillé et transformé en un brandy. Cela signifie généralement de placer le jus, ou devez comme il est connu dans le commerce de distillation, dans un grand cuvier à 68-77 °F (20-25 °C) et laisser pour cinq jours. Au cours de cette période, les levures naturelles présentes dans l'environnement de la distillerie vont fermenter le sucre présent dans le moût en alcool et dioxyde de carbone. Les raisins pour le vin blanc utilisé pour la plupart des bons brandies se fermentent habituellement à une teneur en alcool d'environ 10 %.

Les bons brandies sont toujours faits en petites quantités à l'aide des alambics à repasse. Un alambic à repasse est tout simplement encore un grand pot, généralement en cuivre, avec un top à bulbe. Le pot est encore chauffé au point où le liquide fermenté atteint le point d'ébullition de l'alcool. Les vapeurs d'alcool, qui contiennent une grande quantité de vapeur d'eau, montent de l'alambic dans le top bulbeux.

Les vapeurs sont canalisées de l'alambic à travers un tuyau plié à un condenseur où les vapeurs sont réfrigérées, condensant les vapeurs à un liquide avec une plus grande teneur en alcool. Le but du top bulbeux et du tuyau plié est de permettre aux composés indésirables de se condenser et retomber dans l'alambic. Ainsi, ces éléments ne se retrouvent pas dans le produit final.

La plupart des fabricants de brandy font une double distillation de leurs brandies, ce qui signifie qu'ils concentrent l'alcool deux fois. Il faut environ 9 gals (34 l) de vin pour faire 1 gal (3,8 l) de brandy. Après la première distillation, qui prend environ huit heures, 3 500 gals (13 249 l) de vin ont été convertis en environ 1 200 gals (4 542 l) de liquide concentré (pas encore brandy) avec une teneur en alcool de 26 à 32 %. Après la première distillation, qui prend environ huit heures, 3 500 gals (13 249 l) de vin ont été convertis en environ 1 200 gals (4 542 l) de liquide concentré (pas encore brandy) avec une teneur en alcool de 26 à 32 %. Le produit de la deuxième distillation a une teneur en alcool d'autour de 72%. Plus la teneur en alcool le plus neutre (sans goût) le brandy sera. Plus faible, la teneur en alcool, plus des saveurs sous-jacentes restent dans le brandy, mais il y a beaucoup plus de chances que les saveurs indésirables se trouveront aussi dans le produit final.

Le brandy n'est pas encore prêt à boire après la seconde distillation. Il doit d'abord être mis en fût de chêne et laissé pour prendre de l'âge, une étape importante dans le processus de production. La plupart des brandies consommés aujourd'hui, fleur de brandy, est de moins de six ans. Cependant, certains bons brandies ont plus de 50 ans. Comme le brandy vieillit, il absorbe les saveurs de chêne tandis que sa propre structure adoucit, devenant moins astringent. Il doit d'abord être mis en fût de chêne et laissé pour prendre de l'âge, une étape importante dans le processus de production.

Par évaporation, le brandy perdra environ 1 % de son alcool par année pour les 50 premières années, il est "sur le chêne". Certains brandies français sont présumés être de l'époque de Napoléon. Cependant, ces revendications sont peu susceptibles d'être vraies. Un stratagème utilisé par les fabricants de cognac est de continuellement retirer 90 % du cognac d'un vieux baril, puis le remplir avec de plus jeunes brandies. Il ne prend pas beaucoup de répétitions de cette tactique pour diluer toute trace de brandy d'âge-Napoléonienne.

Les bons brandies sont habituellement mélangés d'un grand nombre de barils différents au cours d'un certain nombre de crus. Certains cognacs peuvent contenir du brandy jusqu'à 100 différents barils. Parce que la plupart des brandies n'ont pas passé 50 ans dans le baril, ce qui va naturellement réduire leur contenu d'alcool à la traditionnelle 40 %, les mélanges sont dilués avec de l'eau distillée jusqu'à ce qu'ils atteignent la bonne teneur en alcool. Le sucre, pour simuler l'âge chez les jeunes brandies, est ajouté en plus avec un peu de caramel pour obtenir une couleur uniforme dans tout le cycle de production. Le produit qui en résulte peut coûter de $ 25 à $ 500 ou même plus pour de très rares de brandy.

Le Brandy produit en masse

Le brandy produit en masse, d'autre que d'avoir la même teneur en alcool, a très peu en commun avec le bon brandy. Les deux commencent avec du vin, bien que les brandies produits en masse soient susceptibles d'être fabriqués à partir de variétés à raisins de table comme le raisin sans pépins Thompson plutôt que de raisins de bons vins. Au lieu de la double distillation minutieuse en petits lots, les brandies faits par distillation fractionnée dans des alambics à colonne. Les alambics à colonne sont parfois appelés alambics à continu pendant que les matières premières sont continuellement versées dans le haut alors que le produit final et les déchets sont en permanence sur le côté et en bas.

Un alambic à colonne est d'environ 30 pieds (9 m) de haut et contient une série de cloisons creuses, horizontales qui sont interconnectées. Le vin chaud est versé dans le haut de la colonne pendant que la vapeur est passée via les baffles creux ; la vapeur et le vin ne se mélangent pas directement. L'alcool et autres liquides à bas point d'ébullition dans le vin s'évaporent. Les vapeurs montent tandis que le liquide sans alcool tombe. Comme l'alambic est toujours plus froid en haut, les vapeurs qui montent arrivent à une partie de l'alambic où ils se condensent, chaque type de vapeur à une température juste au-dessus de son propre point d'ébullition.

La distillation du brandy.

Une fois qu'ils sont recondensés, les liquides commencent à se déplacer vers le bas dans l'alambic. Comme ils tombent, ils bouillissent de nouveau. Ce processus d'ébullition et la condensation, montée et descente, se produit inlassablement dans la colonne. Les différents composants de vin se fractionnent et sont recueillis dans la colonne où la température est juste en dessous du point d'ébullition de ce composant. Cela permet au condensat d'alcool éthylique à être purgé de la colonne à la hauteur où il est recueilli. Le produit résultant est un pur esprit, incolore, inodore, et sans saveur, avec une teneur en alcool d'environ 96,5 %. a 96,5 % de teneur d'alcool, il peut être utilisé pour alimenter les automobiles. Il peut être dilué et appelé vodka ou dilué et aromatisé avec des baies de genièvre et appelé gin.

Les brandies produits en masse sont aussi vieillis en fût de chêne et prennent quelques saveurs d'eux. Comme son homologue, les brandies sont mélangés, dilués à environ 40 % d'alcool, et mis en bouteilles.

CHAPITRE 4 : L'HISTOIRE DU SEL

Nous avons tous besoin de sel, et nous l'obtenons de nombreuses sources ; notre nourriture, fruits de mer, et "sel de table". On nous dit que le sel de mer et le sel de table ont la même valeur nutritive. Alors, quelle est la différence, et est-ce important ?

Les différences réelles entre le sel de mer et le sel de table sont à leur goût et texture. Le sel de mer est récolté à partir de l'eau de mer par évaporation. Le sel de table est récolté à partir de gisements minéraux. Malheureusement, les deux types de sel peuvent être affinés, résultant en chlorure de sodium pur.

Le sel de table est un sel à grain fin, qui peut être additionné d'iode qui est nécessaire pour la fonction thyroïdienne normale, et peut également contenir des ingrédients antiagglomérants. Il peut avoir été récolté de façon mécanique à l'aide de bulldozers et mis en sacs ou acheminé en conteneurs de transport par canalisation, et ils sont traités pour enlever les impuretés. Malheureusement, ce processus peut aussi enlever les éléments nutritifs bénéfiques pour nous.

Le sel de mer est disponible en paquets, ou broyeurs, moulu grossièrement ou finement, blanchis, ou sans traitement. Certaines personnes préfèrent le sel de mer au sel de table parce qu'ils revendiquent qu'il a une saveur subtile, et certaines personnes utilisent du sel de mer parce qu'ils croient qu'il a plus de minéraux… et il peut l'avoir, s'il n'a pas été blanchi, ou n'a pas eu des minéraux enlevés pour faire plus de profit dans d'autres domaines.

Le sel est un élément essentiel dans l'alimentation de non seulement l'homme, mais des animaux aussi, et les animaux se rendront à utiliser leur "pierre à lécher". L'utilisation de sel naturel est aussi vieille que l'histoire humaine. Le sel naturel est l'un des assaisonnements et conservateurs d'aliments naturels les plus efficaces et les plus largement utilisé. Le sel naturel est une source de 21 minéraux essentiels et 30 minéraux accessoires qui sont essentiels à notre santé.

Les sels de mer gris naturels qui sont l'un des sels de la mer Celtique, ont été récoltés par des moyens naturels, et prétendent être sans traitement. Ce sel gris mou contribue à la fois la saveur et les éléments nutritifs à la nourriture que nous utilisons, réapprovisionnant et aidant à équilibrer notre système d'électrolyte. Les 82 oligominéraux donnent à tous nos systèmes les minéraux dont ils ont besoin pour un fonctionnement optimal.

Notre voyage à travers l'histoire a révélé que l'action antiseptique du sel sur la peau et les muqueuses est connue depuis très longtemps. Des études scientifiques ont confirmé l'efficacité de la thérapie de sel dans plusieurs indications. Les qualités antiseptiques et bactéricides du sel dentaire (sel de mer) aident à enlever la plaque, qui est une cause de la gingivite et la carie. Le sel est de plus en plus utilisé comme traitement de support pour les maladies dermatologiques.

La peau avec une inflammation chronique est traitée avec bain médical de sels de la Mer Morte (d) ou le sel de table. Le sel détache les pellicules, réduit l'inflammation, des démangeaisons et la douleur, et aide a régénérer la peau.

Des bains de sel sont fréquemment utilisés pour traiter le psoriasis, la dermatite atopique, l'eczéma chronique ainsi que l'arthrite. Parfois (comme dans le psoriasis), cette thérapie est suivie par la lumière ultraviolette de la radiothérapie sous un strict contrôle médical de sorte que la combinaison de l'eau salée et rayons UV n'exposent pas les patients à un risque accru de cancer de la peau.

La Grèce antique avait déjà recommandé station centres santé de front de mer pour soigner les maladies de peau et Paracelse a mentionné l'efficacité de la "saumure". Les bains d'eau de mer ont plus tard conduit à des bains d'eau salée dans les régions étroitement liées à l'extraction de sel (mines de sel, de sources et de travaux), mais ce n'est pas avant 1800 que les médecins de la ville allemande de Bad Nauheim ont introduit un processus de balnéothérapie de sel méthodique (6). Ils ont essayé d'obtenir des preuves scientifiques pour les réclamations concernant les effets curatifs des eaux.

Les indications médicales actuelles pour la balnéothérapie de sel se reposent, comme une question de principe, sur l'étude empirique des traditions de plusieurs siècles. Ils incluent le traitement de support pour des maladies dermatologiques dues à l'action anti-inflammatoire du sel. Les patients souffrant d'affections rhumatismales, souvent, éprouvent un soulagement de douleurs articulaires quand ils se déplacent dans un bain de sel. Finalement, le sel commun ou de Mer Morte peut être utilisé comme un additif surtout dans les produits de soin de corps (onguent, shampooings, gels, gels douches et lait corporel).

L'inhalation de sel

La vapeur de l'eau salée est inhalée dans les maladies chroniques des voies respiratoires supérieures et inférieures (pharynx, des sinus paranasaux, et l'arbre bronchique) ou pour atténuer l'inconfort d'un rhume. N'oublions pas qu'Hippocrate avait déjà recommandé ce traitement ! Cette ancienne méthode consiste à chauffer une solution de sel pour obtenir de la vapeur, mais l'atomisation ultrasons moderne peut maintenant transporter des moindres particules de sel directement à de petites bronches. Les principaux effets du sel sur le système bronchique sont de stimuler la sécrétion, desserrement et aider à éliminer les sécrétions visqueuses, à inhiber l'inflammation, réduire l'irritation provoquant la toux, nettoyer la muqueuse de kinocil, et contracte (bronchoconstriction) ou étend (dilatation) les voies respiratoires.

Boire de l'eau salée

L'eau salée quand bu a un effet expectorant dans l'estomac et augmente la sécrétion de jus gastriques. Il élève le niveau d'acide dans l'estomac, accélère sa production, entrave ou stimule la motricité de l'estomac et le taux de vidange (en fonction de la concentration de sel), augmente la sécrétion du pancréas, et à des concentrations élevées de sel stimule la formation d'acides biliaires.

CHAPITRE 5 : LES AVANTAGES MÉDICAUX DU SEL

Les maux de gorge, de dents, écoulement postnasal, piqûres d'abeille, piqûres de moustique, les gencives douloureuses, sumac vénéneux, et le sumac occidental sont certains des maux pour lesquels le sel a été prescrit. La science moderne n'a pas approuvé toutes les utilisations traditionnelles du sel, mais cet article offre une image de la qualité de guérison apparemment sans fin, que le sel peut avoir.

Maux de gorge : Le remède le plus simple pour le mal de gorge est un gargarisme d'eau salée (peu importe la manière dont vous aimez le goût !). Il suffit d'ajouter 1 cuillère à café de sel à 8 onces d'eau chaude, et gargarisez-vous plusieurs fois par jour. Voir un médecin si le mal de gorge persiste plus de 3 jours ou s'accompagne d'une forte fièvre.

Brûlures ou blessures : Une brûlure grave dans la bouche qui survient après avoir mangé quelque chose de très chaud peut être relevée par un rinçage à l'eau salée environ toutes les heures. Utiliser 1/2 c. à thé de sel dans 8 onces d'eau chaude.

Se mordre la langue ou la joue peut résultera en une grande quantité de sang mais rarement grave. Pour aider à soulager la douleur, rincer la bouche avec 1 cuillère à café de sel dans 1 tasse d'eau chaude.

Gencives : Trempez avec 1 cuillère à café de sel dans 4 onces d'eau chaude lorsque les gencives sont douloureuses. Si vous avez un abcès, le sel va extraire certains des infections. Toute douleur devrait être traitée par un dentiste dès que possible.

Mal de dents : Comme un remède temporaire pour un mal de dents avant d'aller chez le dentiste, rincez la bouche avec un mélange de 4 onces d'eau chaude, 2 cuillères à soupe de vinaigre et 1 cuillère à soupe de sel.

Ajoutez 1/4 cuillère à café de sel et 1/4 c. à thé de bicarbonate de soude à 8 onces d'eau tiède (pas chaude). Gargarisez-vous avec le mélange 3 fois par jour pour soulager votre mal de gorge. Si la douleur persiste plus de 3 jours, consultez un médecin.

Nez : Faites votre propre goutte de nez saline utilisée pour contrôler l'ennuyeux écoulement postnasal. Les gens avec l'apnée du sommeil, une affection qui entraîne une dangereuse interruption de la respiration pendant le sommeil, peuvent également vouloir essayer ces gouttes pour aider à garder les voies nasales ouvertes.

Piqûres d'abeille et des insectes : Faites un mélange de sel et d'eau en une pâte qui sera collé à une piqûre d'abeille ou morsure d'insecte. Appliquez la pâte et laissez jusqu'à ce qu'elle soit sèche. Cela devrait contribuer à réduire les démangeaisons ou douleur. Combinez des parties égales de bicarbonate de soude et le sel, puis les brosser sur une piqûre ou morsure région pour aider à soulager les démangeaisons.

Traitez une piqûre de moustique en trempant pendant quelques minutes dans l'eau salée, puis appliquez un onguent fait de sel et de saindoux.

Sumac vénéneux et le sumac occidental : Aidez le sumac vénéneux à dissiper plus rapidement en trempant la peau irritée dans de l'eau salée chaude.

Allergies : Arroser les narines et les sinus avec de l'eau salée est un excellent moyen de contrôler les symptômes d'allergies persistants et ennuyeux. Dissoudre 1/2 c. à thé de sel dans 8 onces d'eau à température ambiante. Aspirez le mélange dans un compte-gouttes, et respirer le liquide à travers de vos narines. Répétez plusieurs fois pour chaque narine, à l'aide de 2 ou 3 gouttes de la solution à chaque fois. Lorsque vous avez terminé, mouchez-vous jusqu'à ce qu'aucune sécrétion ne reste.

CHAPITRE 6 : LE BRANDY ET LE SEL (LE REMEDE PARFAIT)

Remplir à moitié une bouteille de brandy, et y ajouter un tiers la quantité de sel ; bouchez et secouez bien ensemble. Une fois mélangé, laissez le sel se déposer au fond, et être particulièrement faire attention à l'utiliser quand c'est clair, le plus clair le mieux. De nombreuses personnes ont fait une grande erreur en le secouant un peu avant de l'utiliser.

L'efficacité n'est pas près d'être si super, et pour ouvrir les plaies l'application est beaucoup plus douloureuse, des particules de sel qui ne sont pas dissoutes dans le brandy ; mais le sel et le brandy doivent rester ensemble, et lorsque tous le brandy est utilisé encore plus peut être ajouté au sel. Bien qu'il soit prêt à l'emploi dans vingt minutes après qu'il soit mis ensemble, il est bon à tout temps après ; et est une médecine parfaite, comme il a la rare qualité d'être considérablement efficace dans l'application interne ou externe.

RÈGLES GÉNÉRALES A RESPECTER DANS L'UTILISATION DU REMÈDE.

Commencer par prendre une cuillerée à table, mélangée dans un peu d'eau chaude ou de thé, une heure avant le petit-déjeuner, et augmenter progressivement, si l'estomac va le supporter, à deux. Le remède doit toujours être pris dans l'eau chaude d'une manière dont le patient peut boire, sauf en cas de vers et attaque paralytique, et dans ces deux cas, à prendre pure.

Pour les enfants de 2 à 10 ans, la moitié de la quantité prescrite ici sera suffisante, et l'augmenter en fonction de l'âge au-dessus de ces dernières années. Dans tous les cas où il est indiqué de frotter sur la tête, il devrait être fait partout, de l'arrière vers l'avant, et avec les cheveux très humides, avec le remède pur ; le plus de cheveux le mieux. L'opération devrait être continuée pendant dix minutes ou un quart d'heure avant d'aller au lit, et la tête doit être couverte seulement avec le chapeau.

Pour la douleur dans n'importe quelle partie du corps, sauf la tête, lier les parties concernées avec des draps saturés avec le remède. L'abstinence de boissons alcoolisées. Pour assurer le succès, il est absolument nécessaire qu'au cours de son application, que ce soit en interne ou en externe, le patient doit s'abstenir de façon stimulante et passionnante de toutes les boissons, sauf le brandy et le sel. C'est la seule règle qui ne peut jamais être écartée de la sécurité.

Médecine d'ouverture. - Les intestins, doivent être maintenus ouverts en tout temps, mais surtout quand le patient utilise le remède. Le genre de médecine d'ouverture que je recommande et utilise moi-même, car je trouve qu'il répond mieux, est la suivante : - Quatre onces de sels d'Epsom, dissous dans une demi-pinte d'eau chaude, puis ajouter une demi-pinte d'eau froide et une cuillerée à thé de l'essence de menthe poivrée. Un verre de vin pour être pris au besoin, avant d'aller au lit. Il est préférable d'ajouter une demi-cuillerée à table de brandy à chaque dose.

Je l'ai trouvé très efficace de mouiller un morceau de fin lin avec le remède, et le lier sur ma jambe, que j'ai maintenue humide en versant quelques gouttes sur le linge ; le plus fréquemment le mieux. J'ai fait ceci strictement pendant environ trois semaines, et bien que ma jambe eût été très mauvais pour de nombreux mois, et j'ai relevé un défi à la meilleure aide médicale que J'ai pu acquérir, de ce qui m'a amené à abandonner tout espoir de récupération, à ma grande surprise l'inflammation était entièrement disparue, les blessures guéries, et la jambe se rétablit dans un mois.

CHAPITRE 7 : MALADIES ET MODE DE TRAITEMENT.

L'étourdissement dans la tête est traité par lavage de la couronne de la tête avec le remède pur. Il devrait être frotté pendant une demi-heure, même lorsque l'étourdissement a disparu ; est supprimée. et même, il n'a pas été retiré jusqu'à ce qu'après avoir pris sa retraite au lit, parfois en une heure après ; et même, il n'a pas été retiré jusqu'à ce qu'après avoir pris sa retraite au lit.

Parfois, il se sent guéri pendant l'opération ; Détermination de Sang à la Tête, qui, par le mode régulier de pratique est demandée d'être guéri par le saignement avec les sangsues sur les tempes, bien qu'il ne guérisse pas toujours, en règle générale, le patient est apporté aux bordures de la tombe. Cette affection est grandement diminuée, et très souvent guérie, en frottant la couronne de la tête avec le remède. Parfois, il est retiré très rapidement, et généralement par une seule opération ; si non, il peut être renouvelé une fois, dans ce cas, il est nécessaire que l'affligé doive prendre deux cuillerées à soupe du remède dilué, avec six ou huit cuillerées à soupe d'eau chaude. Le frottement de la tête est toujours la meilleure sur sa retraite au lit, et la dose, doit être prise le matin, environ une heure avant le petit-déjeuner, et répétée plusieurs fois.

Les maux de tête sont éliminés en frottant la tête avec le remède, de la même manière que pour la Détermination du Sang à la Tête. Je l'ai appliqué dans des centaines de cas, et toujours avec succès ; mais dans le cas où le mal de tête s'avère obstiné, il devrait être abrogé, et deux cuillerées à soupe, avec six ou huit cuillerées à soupe, d'eau chaude, devraient être prises ; mais il est généralement traité en frottant une fois.

L'Inflammation dans les Yeux, -ce remede, s'il a guérit cette affection de la façon qu'il le fasse, est au-delà de tous les prix. Il n'y a pas d'occasion pour pièces sombres ; aucune occasion de s'abstenir des occupations ordinaires de l'affligé ; pas de la cautérisation de l'œil, qui très souvent cause l'affligé de perdre leur vue ; pas de détresse dans les familles. Il est guéri par le patient en mouillant le coin de son mouchoir cinq ou six fois, chaque jour, avec le remède, pur, lorsqu'il est au travail, quand il marche, quand il est à cheval, lorsqu'il achète ou vend ses marchandises ; et en le frottant bien chaque fois bien dans ses yeux.

La douleur est très insignifiante, et la guérison certaine. Comment est-ce différent de l'habituel de traitement. Un ami à moi, était enfermé dans une pièce sombre pendant dix semaines. Il a eu son œil cautérisé plusieurs fois, en plus d'avoir plusieurs opérations effectuées sur lui, et après tout l'œil n'est pas si bien guéri qu'il aurait été par cette voie de recours dans les 15 jours, s'il avait été pris à temps ; mais dans ce cas, il aurait peut-être dit l'inflammation n'était pas grave.

L'inflammation de l'œil. - L'œil doit être baigné deux ou trois fois par jour avec une partie de la solution diluée dans la même quantité d'eau. Si l'œil est beaucoup enflammé, ajouté un cataplasme de pain blanc avant d'aller au lit, placé entre deux chiffons.

L'inflammation dans le cerveau est guérie en frottant la couronne de la tête avec le remède jusqu'à ce que la douleur soit éliminée. Il y a plusieurs cas dans lesquels une vie très utile aurait pu être prolongée par l'utilisation de ce remède. Malibran, tandis qu'à Manchester, est tombé un sacrifice pour cela, et j'ai confiance que s'il a été appliqué comme ci-dessus, sa vie aurait été épargnée.

Le mal de dents est guéri d'une manière que j'ai découvert moi-même. C'est tout simplement en remplissant l'oreille de l'autre côté de la tête où la douleur est avec le remède pur, et le laisser rester dans l'oreille pendant dix minutes, dans la plupart des cas suffisants pour éliminer la douleur. J'ai rarement connu l'échec. Pour tout autre que des dents cariées le remède est généralement permanent. Pour des dents cariées, il peut retourner de nouveau à pris froid ; il devrait rester dans l'oreille de cinq à dix minutes.

Pour des dents cariées, il peut retourner de nouveau à pris froid ; C'est plutôt une opération agréable, et calculé pour faire beaucoup de bien à d'autres égards.

La surdité est très soulagée, et très souvent guérie, par la même méthode, remplissant l'oreille avec le remède. Les dents sont préservées en mettant un peu du remède, une fois par semaine ou quinzaine, sur la brosse à dents quand il est utilisé, et depuis que j'ai rempli mes oreilles avec le remède, je peux entendre avec plus de clarté. Le meilleur moment est à sa retraite pour se reposer. D'abord remplir l'oreille qui est le moins touché avec la surdité, et de le laisser pendant dix minutes, après quoi vous devez remplir l'autre oreille, et qu'il reste dans l'oreille toute la nuit. Il contribue beaucoup à un bon sommeil.

Les dents sont préservées en mettant un peu du remède, une fois par semaine ou quinzaine, sur la brosse à dents quand il est utilisé. Ceci permettra également d'éliminer toute douleur qui peut être dans les dents en mangeant des fruits aigres, ou toute autre cause.

Les furoncles de gencive sont guéris en saturant un morceau de lin fin avec le remède, et l'appliquant à la partie, entre la gencive et la joue. Le meilleur moment est à sa retraite pour se reposer, et le laisser rester toute la nuit ; cela va supprimer la douleur la plus violente. Mais la même opération nécessite d'être refaite plusieurs nuits pour retirer l'ébullition et empêcher les dents de se desserrer.

Les éruptions sur le Visage et la Tête sont généralement éliminées en frottant la partie avec le remède. Si elles sont d'une nature cancéreuse, et de quelques semaines, le remède ne donne aucune douleur, et le traitement est effectué avec une facilité surprenante ; mais à toutes les autres descriptions d'éruptions, il donne la douleur.

La fièvre, ou les fièvres intermittentes, sont guéris en frottant la tête une fois, sur la retraite pour se reposer, et le lendemain, matin en prenant deux cuillerées à soupe, diluées avec six cuillerées à soupe d'eau chaude pour un homme, et la moitié de la quantité pour une femme, une heure avant le petit-déjeuner. Il doit être répété pour douze matinées, ou jusqu'à ce que le trouble soit modéré.

Les coliques sont guéries généralement en quatre ou cinq minutes, en prenant deux cuillerées à soupe du remède, dilué avec de l'eau chaude. S'il n'est pas guéri par la première opération, il doit être répété, et la dose rendue plus forte. Il est rare qu'il nécessite d'être répété plus de deux fois, mais j'ai connu qu'il a été répété trois fois.

Le choléra est guéri en frottant la tête une ou deux fois, ou aussi souvent que les douleurs dans la tête reviennent et en prenant deux ou trois cuillerées à soupe, diluées avec de l'eau chaude. Cela devrait être répété plusieurs fois par jour, si l'attaque est très forte, à de courts intervalles ; et si la peau est décolorée, la partie devrait être frottée avec le remède jusqu'à ce que l'affection soit contenue, qui sera connu par l'élimination de la douleur.

L'angine, ou des maux de gorge, doivent être combattus avec tous les moyens possibles, d'abord en se gargarisant avec le remède pur, deuxièmement en remplissant chaque oreille avec le remède pur, l'un après l'autre, et le laisser rester dans chaque oreille dix minutes. J'ai trouvé un grand soulagement à partir de cette méthode, et le meilleur moment est à sa retraite pour se reposer. Puis un petit linge, saturé avec le remède, doit être enroulé autour du cou, et maintenue humide ; ces méthodes sont généralement réussies ; mais si non, le danger du mal de gorge de devenir quelque chose de pire est considérablement réduit.

C'est l'une de ces affections qui exigent une grande persévérance, et même l'utilisation de sangsues peut être nécessaire après tout ; mais de tels cas seront très rares.

L'INFLAMMATION dans les entrailles est guérie en prenant deux cuillerées à soupe du remède, dilué avec de l'eau chaude, à plusieurs reprises, et à de courts intervalles, jusqu'à ce que la douleur soit éliminée. C'est aussi bien de frotter l'extérieur d'appliquer une flanelle chaude à la partie, qui peut être gardée au chaud, ou même, par l'application d'une bassinoire à la flanelle.

Douleurs dans le côté, qui sont souvent les précurseurs des Pleurésies et d'autres Fièvres. Après que la couronne de la tête a été frottée, le côté devrait être bien frotté avec le remède jusqu'à ce que la douleur soit éliminée. Si cela ne réussit pas, il sera nécessaire de prendre une pièce de linge, environ la moitié d'un mètre carré, et de doubler plusieurs fois, jusqu'à ce qu'il devienne six pouces carrés ; saturer bien avec le remède, et l'appliquer à la partie ; il doit être maintenu humide. Il a été d'une grande utilité dans des cas innombrables, et généralement élimine la douleur dans moins d'une heure, et très souvent empêche la fièvre. Il sera aussi bien pour le patient de prendre deux cuillerées à soupe du remède, dilué avec de l'eau chaude.

Le rhumatisme est toujours soulagé, et souvent guéri, en frottant avec ce remède sur la partie affligée. Mais il devrait être poursuivi pendant plusieurs jours, ou plusieurs semaines, une ou deux fois, chaque jour, et il y a des cas où il est nécessaire pour le patient de prendre deux cuillerées à soupe, mélangées à de l'eau chaude, une fois par jour, pour 12 ou 14 jours. C'est l'une des affections les plus tenaces dans l'existence, et nécessite beaucoup de patience et de persévérance ; mais même cela a été obligé de céder au remède, mais l'utilisation d'une brosse est parfois nécessaire.

Un grand nombre de cas pourrait être produit des personnes atteintes de cette affection qui ont été obligées de passer l'hiver, dans de grandes souffrances, à l'intérieur, mais par son application ont été en mesure de s'amuser au cours de l'ensemble de l'année.

La Goutte et la Goutte Rhumatismale. – Avec ces troubles douloureux dans le sang, il est nécessaire que la personne atteinte ait la couronne de sa tête frottée avec le remède, une fois, sur la retraite pour se reposer ;Un grand nombre de cas pourrait être produit des personnes atteintes de cette affection qui ont été obligées de passer l'hiver, dans de grandes souffrances, à l'intérieur, mais par son application ont été en mesure de s'amuser au cours de l'ensemble de l'année..

Ce sont des affections qui exigent une grande persévérance.

Gravier. - Prendre une cuillerée à table (diluée) trois ou quatre fois par jour.

Les Brûlures et Échaudures sont très bientôt guéries par des boîtes de remède. La partie affectée devrait être frottée avec le liquide pur. La première application est douloureuse, mais pas pour longtemps, et chaque application est moins douloureuse. La plaie est bientôt guérie, mais il est parfois nécessaire d'appliquer quelque chose pour adoucir le mal ; le suif ou du saindoux de porc est bon, ou toute autre chose de nature assouplissante.

Les engelures sont guéries par l'application de ce remède ; mais il convient de veiller à ce que la partie en question doit être frottée jusqu'à parfaitement sec. Il y a aussi un autre remède, qui est simplement le lavage des mains ou des pieds dans un fort mélange de sel et d'eau, et laissez sécher sur eux.

L'aliénation mentale, ou ce qu'on appelle l'Affection des Nerfs, qui produit des esprits déprimés, peut-être presque toujours empêché en frottant la couronne de la tête deux ou trois fois avec ce remède. Mais il doit être bien frotté chaque fois pour dix minutes ou un quart d'heure ; et je pense que, dans le but de confirmer la guérison, deux cuillerées à soupe devraient être prises pour 12 matinées, dégustation, diluée avec de l'eau chaude.

Les enfants de l'âge de quatre ans, et moins, sont guéris en frottant la couronne de la tête une seule fois. J'ai eu tant de preuves de ceci que je peux parler avec une grande confiance. Il n'y a qu'un seul cas dans lequel il n'a pas réussi, et c'était une éruption sur la peau ; dans toutes les autres affections, que ce soit la maladie ou la faiblesse, il a été un succès.

LES CANCERS. — J'ai eu un tel succès dans la cure des cancers que je pensais, il n'a jamais échoué, et tout simplement en frottant ou en lavant la plaie. Il y a, à présent, quelques doutes

S'il guérit ceux qui ont duré longtemps ou pas, mais il n'y a pas le moindre doute qu'il va guérir ceux qui ont été en existence pendant un an, et il peut être facilement connu si la plaie est cancéreuse ou non par l'application du remède. Si c'est le cas, l'application donne aucune douleur, et la guérison est rapide ; S'il guérit ceux qui ont duré longtemps ou pas, mais il n'y a pas le moindre doute qu'il va guérir ceux qui ont été en existence pendant un an, et il peut être facilement connu si la plaie est cancéreuse ou non par l'application du remède. Pour les cancers qui ont duré longtemps, je recommande que la couronne de la tête soit bien frottée avec le remède, et que le patient prenne deux cuillerées à soupe, diluées avec de l'eau chaude tous les matins. La plaie doit être lavée avec le remède, et un lin doux saturé par le remède appliqué, et gardé, si possible, en permanence là-dessus. Dans tous les cas, si cette méthode est suivie, il sera un grand soulagement, et généralement un remède ; pour l'avenir, il y aura très peu de mauvais cancers, si le remède est appliqué au stade précoce.

"Les vers. - Prendre deux cuillerées a soupe du remède pur, une heure avant le petit déjeuner ; pour un enfant, de cinq à sept ans, la moitié de la quantité est suffisante.

Les fièvres. - Dans tous les cas de fièvre, et il y a plusieurs sortes, frotté la couronne de la tête avec le remède doit être la première opération, et immédiatement après le patient devrait prendre deux cuillerées à soupe, diluées avec de l'eau chaude ; cela devrait être répété à des intervalles d'une heure à trois heures, selon la nature de la violence de l'attaque d'acide. Aucun amendement ne peut être espéré jusqu'à ce que l'inflammation soit réduite, et rien ne peut le réduire plus vite que ce remède, et ceci sans saignement et boursouflure ; mais toutes les affections sont les plus faciles à guérir au début.

L'inflammation dans les poumons est généralement soulagée par le lavage de la couronne de la tête, et la prise de deux cuillerées à soupe, diluées avec de l'eau chaude. Mais il devrait être pris plusieurs fois par jour, et un morceau de linge, épais, saturé avec le remède, mis sur la partie où se trouve la douleur.

Consommations. – Je n'ai pas le moindre doute, mais la majorité pourrait être guérie par l'application de ce remède, dans ses premiers stades, et que sans confinement, par le frottement d'abord la couronne de la tête une fois, et de prendre une ou deux cuillerées à soupe, dilué avec de l'eau chaude, tous les matins, une heure avant le petit-déjeuner ; il sera bien de se frotter la poitrine une fois chaque matin. Il y a deux cas de ses effets presque merveilleux, un à La Ferté Imbault, et l'autre dans l'* Île de Man. *

Comme le remède est une nouvelle découverte, les cas de sa cure de cette affection ne sont pas nombreux, mais seulement qu'il soit correctement et généralement utilisé, et je n'ai aucun doute, mais des millions vont tirer de l'avantage de ça chaque année.

Les asthmes sont grandement soulagés en frottant la couronne de la tête une fois, avant de se retirer pour se reposer, et de prendre une ou deux cuillerées a soupe diluées avec de l'eau chaude, pendant plusieurs jours. Le rhume et la toux sont très soulagés par l'application de ce remède aux parties touchées. Si dans la tête, la tête doit être frottée ; si dans la gorge, les oreilles doivent être remplies, l'un après l'autre, et que laisser pendant dix minutes, la gorge gargarisée, et le cou et le sein frotté avec le remède. Ils sont très souvent fastidieux, et exigent une grande persévérance, et même avec tout cela, il est efficace.

Le Brandy et le Sel. - (Un mélange de brandy et de sel) fortement recommandé par son découvreur, comme un puissant remède dans plusieurs dangereuses maladies qui affligent l'espèce humaine.

La dysenterie, si violente, devrait être (traitée en frottant la couronne de la tête avec le remède une fois, et de prendre immédiatement une ou deux cuillerées à soupe diluées avec de l'eau chaude ; cela devrait être répété trois ou quatre fois par jour. Le trouble doit être très mauvais s'il n'est pas contenu dans deux ou trois jours ; mais la persévérance est nécessaire.

Les entorses sont facilement guéries par ce remède ; parfois, simplement en frottant ; mais si cela ne réussit pas, en prenant un long morceau de linge, environ deux pouces de large, et en enveloppant plusieurs fois autour de la partie, après qu'il a été saturé par le remède, ils sont généralement guéris dans un jour ou deux ; mais le linge doit être maintenu humide avec le remède tout le temps, jusqu'à ce qu'un traitement soit effectué.

Les contusions ont parfois besoin d'être frottées plusieurs fois avec le remède. D'autres fois, une ou deux fois suffit : mais c'est toujours bien de persévérer jusqu'à ce que le remède soit effectué. L'application ne donne aucune douleur ; mais parfois les contusions sont plutôt fastidieuses d'être guéries. Le scorbut n'exige d'être frotté avec le remède plusieurs fois jusqu'à ce que l'affection soit contenue. Mais si la personne atteinte considère que son sang est mauvais d'une manière, il fera bien d'avoir la couronne de la tête frottée avec le remède, et prendre une ou deux cuillerées à soupe, diluées avec de l'eau chaude, chaque matin avant le petit-déjeuner, pendant douze jours. Il va généralement purifier le sang en ce moment.

La démangeaison, je crois, peut être guérie par ce remède, par lavage ou frottez avec là-dessus jusqu'à ce que l'affection soit contenue. Mais c'est souvent fastidieux, et exige de la persévérance et une grande propreté.

Les teignes, sur la tête des enfants, sont facilement guéries en frottant la tête avec le remède. Il prend très rarement une semaine pour guérir l'affection, et rien ne peut être fait qui contribue davantage à la santé générale des enfants que de frotter la tête. De nombreuses écoles sont interrompues par cette affection de moquerie, qui pourrait être évitée par le maître ou maîtresse en l'utilisant pour les enfants. Je crois que ses qualités infectantes sont enlevées par la première application.

Les Attaques Paralytiques devraient être entamées en même temps que l'attaque commence ; et cela vous montrera la nécessité de toutes les familles d'être fourni avec une bouteille préparée prête. La couronne de la tête doit être bien frottée avec le remède, et en même temps, le patient devrait avoir deux cuillerées à soupe pour une femme, et trois cuillerées à soupe pour un homme, diluées avec de l'eau chaude. Une autre personne doit être employée pour frotter la partie touchée avec le remède. Peut-être qu'il peut être nécessaire à donner au patient plus d'une dose, mais cela doit être laissé à la discrétion de ses amis. Il va certainement faire du bien à le répéter.

La Grossesse. - Les femmes enceintes devraient prendre une cuillerée à soupe diluée avec de l'eau chaude, une fois par semaine ou 15 jours, mais pas plus souvent, au cours de leur grossesse. Il rend l'enfant plus sain, et la prestation est effectuée avec une grande facilité.

Les morsures de reptiles venimeux sont facilement guéries en frottant les parties piquées avec le remède. Il neutralise le poison, et guérit la plaie dans un très court laps de temps ; mais il est bien de le faire immédiatement après la morsure.

Les morsures de chiens fous, ou tout autres chiens, sont facilement guéries en frottant bien la partie mordue avec ce remède. Je crois qu'aucun malaise ne peut être ressenti par la personne mordue, s'il est frotté le même jour ; mais il est toujours préférable de le faire immédiatement après, et il devrait être frotté plusieurs fois, et un morceau de linge doux, saturé du remède, appliqué à la partie. Les piqûres de guêpe, d'abeilles, etc., sont guéris en frottant la partie immédiatement après avoir été piquée" ; le soulagement, ainsi que l'attaque, est instantanée ; mais je ne pense pas qu'il ne fait pas beaucoup de bien si la partie est enflée ; par conséquent, l'application devrait être rapide.

L'érysipèle est guéri en frottant la partie avec le remède.

Tic Douloureux. – Cette affection douloureuse peut-être très soulagée par l'utilisation de ce remède, peut-être guéri s'il est dans le visage. La couronne de la tête doit être bien frottée avec le remède ; après quoi, l'oreille sur le côté de la tête à côté doit être remplie avec le remède, qui devrait rester pendant dix minutes. Après, la partie touchée doit être frottée avec le remède. Si elles ne réussissent pas d'effectuer une cure, je devrais recommander que le patient prenne deux cuillerées à soupe du remède, diluées avec de l'eau chaude, chaque matin avant le petit-déjeuner, environ une heure, pendant 14 jours.

La scrofule doit être très difficile à guérir ; mais comme elle est dans le sang, qui doit être purifié, qui est facilement effectué, par le frottement d'abord de la couronne de la tête une fois avec le remède, après quoi le patient doit prendre un ou deux cuillerées à soupe du remède, diluées avec de l'eau chaude, une heure avant le petit-déjeuner, tous les matins pendant au moins un mois ; et les lésions doivent être couvertes avec un linge doux, saturé avec le remède. Il sera également bien d'appliquer quelque chose d'adoucissant à la plaie.

Les Affections Bilieuses sont guéries en frottant d'abord la couronne de la tête une fois avant de se retirer pour se reposer, et le lendemain matin en prenant deux cuillerées à table du remède diluées avec de l'eau chaude, une heure avant le petit-déjeuner, pendant vingt jours. Avant que la moitié de ce temps soit passée les bons effets de l'application seront vus dans le visage du patient, qui, d'un aspect jaune ou blanc maladif deviendra clair et rougeâtre. Mais c'est une petite partie de l'avantage, comme l'affligé va confirmer.

Les piqûres de moustique, les moucherons et autres insectes nuisibles, peuvent-être guéries juste en frottant la partie mordue avec le remède.

La Plaie, étant une affection inflammatoire, j'espère peut être guérie, par la même méthode que les autres de la même description, c'est, d'abord par frotter la couronne de la tête, et immédiatement après avoir donné aux patients trois cuillerées à soupe, diluées avec de l'eau chaude, qui devrait être répétée toutes les dix minutes, si le patient peut le supporter, jusqu'à ce que l'affection soit contenue.

La mortification est presque aussi facilement arrêtée et le traitement effectué, il est appliqué comme sur n'importe quelle blessure commune, en enroulant un morceau de linge doux, saturée avec le remède, sur la plaie et maintenue humide, en le trempant plusieurs fois par jour.

Les furoncles et les abcès doivent être recouverts d'un morceau de linge doux, saturé avec le remède, et maintenu humide. Par ce moyen, bien qu'il n'empêche pas ou ne retarde pas l'éclatement du furoncle ou l'abcès, il soulage bien la douleur en éliminant l'inflammation.

Coupures. - Comme une teinture, je ne pense pas que ce remède a son égal, donnant peu de douleurs lors de la première application, et guérissant en un peu de temps. Toute personne doit savoir que l'application doit être faite en saturant un morceau de linge dans le remède, et l'enveloppant autour de la partie avec la coupure, qui doit être très grave s'il y a une opportunité d'enlever le linge jusqu'à ce que la guérison soit effectuée. Mais il faut le garder toujours humide en ajoutant un peu du remède plusieurs fois chaque jour.

Le panaris peut-être guéri par l'une ou l'autre tenant le doigt dans le remède, ou saturant un morceau de linge doux avec ça, et l'enveloppant autour de la plaie. Mais il devrait être gardé mouillé jusqu'à ce que le traitement soit effectué.

Le lumbago, bien qu'il fasse partir du groupe du rhumatisme, il est bien d'observer, est généralement éliminé en frottant la partie. Mais s'il ne peut pas être éliminé par ce moyen, ou il retourne, je devrais recommander au patient d'avoir la couronne de la tête, bien frotté une fois sur sa retraite pour se reposer, avec le remède, et en prenant ensuite, pour plusieurs matins, une heure avant le petit-déjeuner, deux cuillerées à soupe du remède, dilué avec de l'eau chaude.

L'ictère, je crois, peut être guérie en frottant la couronne de la tête une fois, sur la retraite pour se reposer, et prendre deux cuillerées à soupe, diluées avec de l'eau chaude, pour plusieurs matins, une heure avant le petit-déjeuner, jusqu'à l'affection disparaît, que j'espère qu'il fera dans huit ou dix jours.

Les affections hépatiques et cardiaques ne peuvent être enlevées qu'en plaçant les intestins dans un état sain, qui peut être effectué en frottant la couronne de la tête une fois, sur la retraite pour se reposer, et chaque matin en prenant deux cuillerées à soupe du remède, diluées avec de l'eau chaude, une heure avant le petit-déjeuner ; peut-être qu'il exige d'être pris pendant des mois avant que les affections soient guéries. Mais la prévention est toujours mieux que guérir, donc les intestins doivent être maintenus en bonne santé, et le sang pur.

Les plaies qui ont duré longtemps sont soulagées, et très souvent guéries, par ce remède, en saturant le linge doux avec ça, et en l'appliquant à la plaie. Après trois ou quatre applications, il soulage toujours la douleur ; et les furoncles plus obstinés sont enlevés, et ceci sans douleur, en quelques jours et la plaie devient propre, non seulement de cela, mais de toutes autres impuretés. Combien de pauvres êtres vivent dans la misère des plaies incurables, qui seront libérées par l'utilisation de ce remède !

Après trois ou quatre applications, il soulage toujours la douleur ; et tous, même si leur cas est si mauvais, peut avoir les mêmes consolations s'ils appliquent ce simple remède.

La fièvre jaune, qui souvent se termine en la fièvre pourprée, appelée le Vomissement Noir, est, je suppose, une grande partie de la même nature que la Plaie ; elle doit donc être traitée de la même manière. Je n'ai aucun doute, qu'un grand nombre de vies pouvaient être conservées par cette méthode.

Les calculs biliaires sont, sans aucun doute, produits par l'intestin étant dans un état défectueux : il est donc bien de les maintenir toujours en bonne santé, ce qui peut généralement être effectué en frottant la couronne de la tête une fois, et de prendre le remède, chaque matin pendant une semaine ou dix jours, une heure avant le petit-déjeuner, dilué avec de l'eau chaude. Une sœur bien-aimée a souffert, et a été confiné au lit, pendant plusieurs mois, en refusant d'utiliser comme ci-dessus. Après que les calculs biliaires soient formés, je ne pense pas qu'ils peuvent être supprimés par tout autre que la méthode ordinaire, mais la douleur peut-être grandement allégée par l'application de ce remède ; la douleur devrait être attaquée dans toutes les manières possibles, en frottant l'extérieur, et l'application de fomentations sur la partie la plus proche de la douleur.

L'indigestion peut être facilement corrigée en frottant la couronne de la tête une fois, et de prendre une ou deux cuillerées à soupe, diluées avec de l'eau chaude, tous les matins, jusqu'à ce que l'affection soit éliminée ; comme une mesure corrective, ce remède est très efficace.

Les affections de la colonne vertébrale, je crois, ont leur source dans la tête ; par conséquent, il sera bien d'abord la couronne de la tête avec le remède, sur la retraite pour se reposer, après quoi, le matin suivant, le patient doit prendre une ou deux cuillerées à soupe du remède, diluées avec de l'eau chaude, une heure avant le petit-déjeuner, servi chaque matin, pour douze matinées, ou jusqu'à ce que l'affection soit éliminée. Un linge doux, de plusieurs épaisseurs, saturé avec le remède, doit être appliqué à la partie où la douleur est, si le frottement ne l'enlève pas, et il doit être renouvelé plusieurs fois par jour si la colonne vertébrale est très endolorie, et toujours maintenue humide. L'application, de cette manière, pour deux ou trois jours, est sûre de réduire la douleur, bien qu'il ne puisse pas guérir l'affection si tôt.

CONCLUSION

En conclusion, je demande la permission de dire, que comme un remède, il est sans égale ; s'il est utilisé en interne ou en externe, il est tout aussi efficace, et pour les deux, ou l'une ou l'autre, on ne peut pas trouver son égale ; par conséquent, à titre de remède, il est presque parfait. Comme une découverte, je ne peux que penser pas qu'il est également sans égal, du moins dans la médecine, comme il n'y a rien rendu public qui est égal à cela comme un spécifique universel. Il traite des affections qui ont été jusqu'ici considérées comme incurable.

Cela a été pensé être une objection à cela ; mais que ces objecteurs l'appliquent selon les règles prévues dans ce traité, et je pense qu'ils vont rougir à leur manque de prudence.

À titre de remède, qui est facilement fait, je pense qu'il ne peut pas être dépassé ; tout ce qui est requis est d'appliquer une quantité suffisante de sel au brandy, secouez-le ensemble, et il est prêt à être utilisé dès qu'il est clair.

Ce n'est pas une alternative pour le traitement médical sérieux et devrait être pris que sous contrôle médical...